30-Min Pflanzenbasierte Diät Kochbuch

50 Gesunden, Schnellen Und Leckeren Essens Für Vielbeschäftigte Menschen

Mary Spinster

INHALTSVERZEICHNIS

EINFÜHRUNG

Eine pflanzenbasierte Diät konzentriert sich hauptsächlich auf pflanzliche Lebensmittel wie Obst, Gemüse, Vollkornprodukte, Nüsse und Hülsenfrüchte. Sie wird oft auch als Veganismus oder Vegetarismus bezeichnet. Eine umweltfreundliche Diät kann eine pflanzenbasierte Diät einbeziehen, die gut für die Umwelt und die Gesundheit ist. Pflanzliche Lebensmittel enthalten wenig gesättigte Fette aber viele Vitaminen und Mineralien. Eine pflanzenbasierte Diät ist eine der effektivsten Möglichkeiten, Ihre Gesundheit zu verbessern.

Wie funktioniert diese Diät? Pflanzliche Lebensmittel enthalten eine Vielzahl von Nährstoffen, die über die täglich empfohlenen Mengen hinausgehen. Diese Nährstoffe sind als sekundäre Pflanzeninhaltsstoffe bekannt. Gute Nahrungsquellen von sekundären Pflanzeninhaltsstoffe sind Obst, Gemüse, Vollkornprodukte, Nüsse und Hülsenfrüchte. Sie sind also die Hauptnahrungen einer pflanzlichen Diät. Das menschliche Verdauungssystem baut die Lebensmittel in einer pflanzlichen Ernährung anders auf als in einer fett- und proteinreichen Diät ab. Eine Ernährung mit einem hohen Anteil an pflanzlichen Lebensmitteln enthält mehr Ballaststoffe als eine Diät mit einem hohen Anteil an tierischen und verarbeiteten Lebensmitteln; diese Ballaststoffe absorbieren das Fett im Verdauungstrakt und machen es weniger wahrscheinlich, dass es als Körperfett gespeichert wird. Diese Diät funktioniert, indem zunächst alle tierischen Produkte eliminiert werden. Das Schlüsselkonzept konzentriert sich auf Obst, Gemüse, Vollkornprodukte, Nüsse und Hülsenfrüchte als Hauptnahrungsquellen. Und dann versuchen Sie, verarbeitete Lebensmittel und Lebensmittel mit einem hohen Anteil an ungesunden Fetten zu vermeiden.

Vorteile der pflanzenbasierten Diät

Immer mehr Menschen werden sich der Wichtigkeit einer pflanzlichen Ernährung bewusst, die mehrere langwierige Krankheiten wie Herz-Kreislauf-Erkrankungen, einige Arten von Diabetes, Entzündungen, bösartigen Tumoren, Autoimmunerkrankungen, Nierensteine, chronische Entzündungen des Verdauungstrakts und einige andere lindern und sogar heilen kann. Außerdem ist eine pflanzliche Diät kostengünstig, besonders wenn Sie lokal angebaute Bio-Pflanzen kaufen. Lassen Sie uns daher einige der vielen Vorteile einer pflanzlichen Diät erkunden.

Es senkt den Blutdruck

Pflanzliche Lebensmittel haben wahrscheinlich eine größere Menge an Kalium. Die Vorteile umfassen vor allem die Einschränkung des Risikos von Bluthochdruck, Stress und

Unruhe. Einige pflanzliche Lebensmittel, die reich an Kalium sind, sind Nüsse und Samen sowie Hülsenfrüchte. Im Gegensatz dazu enthält Fleisch keine oder nur geringe Mengen an Kalium.

Es senkt den Cholesterinspiegel

Eine wichtige Sache zu beachten ist, dass Pflanzen NULL Cholesterin enthalten; daher wird eine pflanzliche Lebensweise die Menge an Cholesterin, die in Ihren Zellen und Blutgefäßen gespeichert ist, verringern, was zu einem geringeren Risiko von Herz-Kreislauf-Erkrankungen führt.

Es überwacht Ihren Blutzuckerspiegel.

Pflanzliche Lebensmittel enthalten normalerweise viele Ballaststoffe. Sie helfen, die Aufnahme von Zucker ins Blut zu verringern und halten Sie länger satt. Ballaststoffe helfen auch, den Cortisolspiegel im Blut zu regulieren und dadurch Stress zu reduzieren.

Es hilft, chronische Krankheiten zu vermeiden und zu vertreiben

In Kulturen, in denen die meisten Menschen eine pflanzliche Lebensweise führen, ist der Zahl der Menschen, die an chronischen Krankheiten wie Fettleibigkeit, Herzkrankheiten und Krebs leiden, normalerweise gering.

Außerdem kann diese Diät das Leben derjenigen verlängern, die bereits an diesen chronischen Krankheiten leiden.

Sie hilft bei der Gewichtsabnahme

Der Verzehr von überwiegend pflanzlichen Lebensmitteln hilft bei der Gewichtsabnahme und der Erhaltung eines gesünderen Körperbaues ohne eine kalorienreduzierte Diät. Der Grund dafür ist, dass eine Gewichtsabnahme normalerweise kommt, wenn Sie faser- und nährstoffreicheren Lebensmittel essen, als wenn Sie nur Transfette und tierische Proteine zu sich nehmen.

Abschließend eine pflanzliche Lebensweise ist mehr als nur eine Diät, die nur aus pflanzlichen Lebensmitteln besteht; es bedeutet, eine bewusste, mitfühlende und humane Person zu sein. Es bedeutet, Lebensmittel zu kaufen und zu konsumieren, die aus der Erde stammen. Es bedeutet, eine Lebensweise, die nicht nur für die Umwelt, sondern auch für Ihren Körper gut ist.

Deshalb will dieses Kochbuch Sie helfen, Ihnen Zeit zu ersparen und Sie mit großartigen pflanzlichen Rezepten und einem 30-Tage-Mahlzeitsplan zu versorgen, der Ihnen den Weg weist.

FRÜHSTÜCK

1. Die Beeren-Mix-Schale

Zubereitungszeit: 5 Minuten
Kochzeit: 0 Minuten
Portionen: 2

Zutaten:

- ½ L ungesüßte Sojamilch
- 120 g gefrorene Heidelbeeren
- 120 g gefrorene entsteinte Kirschen
- 2 Bananen, in Scheiben
- 120 Ahornmüsli oder Granola
- 4 Esslöffel Hanfsamen

Zubereitung:

1. Geben Sie Sojamilch, Blaubeeren und Kirschen in einen Mixer und pürieren Sie sie, bis sie glatt sind. Verteilen Sie das Püree auf zwei Schalen.
2. Ordnen Sie die Bananenscheiben in der Mitte der Schale nahe dem Rand an. Löffeln Sie ½ der Menge-Ahorn-Müsli in die Mitte jeder Schale.
3. Verteilen Sie 2 Esslöffel Hanfsamen am Rand jeder Schale, gegenüber den Bananen, und servieren Sie.

Nährwerte: Kalorien: 540 Fett: 18 g Eiweiß: 17 g
Kohlenhydrate: 84 g

2. **Frühstücks-Buddha-Schale**

Zubereitungszeit: 15 Minuten
Kochzeit: 35 Minuten
Portionen: 4

Zutaten:

- 3 Esslöffel Reisessig
- 15 g gewürfelte gelbe Zwiebel
- 2 Karotten, gewürfelt
- 200 g Amarant
- 80 g Haferflocken
- 120 g dicht gepacktes Blattgemüse (Grünkohl, Spinat oder Mangold)
- 420 g Adzuki Bohnen, abgetropft und gespült
- 4 g Nährhefe
- 2 Esslöffel natriumarme Sojasauce oder Tamarisauce

Zubereitung:

1. Erhitzen Sie den Essig in einem großen Topf bei mittlere bis hohe Hitze, bis er sprudelt. Fügen Sie die Zwiebel und Karotten hinzu und kochen Sie, bis die Zwiebel glasig ist, etwa 5 Minuten.

2. Den Amarant und ½ Liter Wasser hinzufügen und zum Kochen bringen; die Hitze auf niedrig stellen und 10 Minuten köcheln lassen. Fügen Sie die

Haferflocken hinzu, auf mittlere bis hohe Stufe und bringen Sie sie wieder zum leichten Kochen.

3. Fügen Sie das Blattgemüse und die Adzuki Bohnen hinzu und rühren Sie um. Die Hitze auf niedrig stellen und köcheln lassen, bis die Mischung dickflüssig ist und der Hafer weich ist, weitere 10 bis 15 Minuten.

4. Vom Herd nehmen und die Nährhefe und Sojasauce unterrühren, dann servieren.

Nährwerte: Kalorien: 414 Fett: 5 g Eiweiß: 20 g Kohlenhydrate: 73 g

3. <u>Kurkuma Tofu-Rührei</u>

Zubereitungszeit: 10 Minuten
Kochzeit: 15 Minuten
Portionen: 4

Zutaten:
- 2 Esslöffel Gemüsebrühe oder Wasser
- 30 g gewürfelte gelbe Zwiebel
- 45 g gewürfelte Karotte
- 50 g gewürfelter Staudensellerie
- 1 (400 g) Block extra-fester Tofu, gepresst und abgetropft
- 1 Teelöffel gemahlene Gelbwurzel
- ½ Teelöffel geräucherter Paprika
- ½ Teelöffel Chilipulver
- 60 g dicht gepackter, gehackter Grünkohl
- ½ Teelöffel Salz oder Spicy Umami Blend (io lo toglierei perchè è un prodotto tipicamente americano)

Zubereitung:

1. Erhitzen Sie die Brühe bei mittlerer bis hohe Hitze in einer großen Pfanne. Fügen Sie die Zwiebel, die Karotte und den Sellerie hinzu und braten Sie sie an, bis die Zwiebel beginnt, weich zu werden (ca. 3 Minuten).

2. Zerbröseln Sie den Tofu mit den Händen in die Pfanne. Kurkuma, geräuchertes Paprikapulver und

15

Chilipulver hinzufügen, umrühren und 5 Minuten lang kochen.

3. Den Grünkohl hinzufügen und gut umrühren. Die Pfanne abdecken, die Hitze auf niedrige bis mittlere stellen und weitere 5 Minuten kochen. Das Salz einrühren und servieren.

Nährwerte: Kalorien: 123 Fett: 6 g Eiweiß: 11 g Kohlenhydrate: 9 g

4. Tempeh-"Würstchen"-Frikadellen

Zubereitungszeit: 15 Minuten
Kochzeit: 20 Minuten
Portionen: 4

Zutaten:

- 200 g Tempeh
- 2 Esslöffel Nährhefe
- 2 Knoblauchzehen, gehackt
- ½ Teelöffel geräucherter Paprika
- ½ Teelöffel Fenchelsamen
- ¼ Teelöffel Anissamen
- ¼ Teelöffel rote Paprikaflocken
- ¼ Teelöffel Salz oder Spicy Umami Blend
- ¼ Teelöffel frisch gemahlener schwarzer oder weißer Pfeffer
- Pflanzenölspray oder 3 Esslöffel Aquafaba (fakultativ)

Zubereitung:

1. Den Ofen auf 200°C. Bereiten Sie ein Backblech vor, das Sie mit Backpapier oder einer Silikonbackmatte auslegen.

2. Einen Dämpfkorb oder Untersetzer in einen großen Topf stellen. ½ Liter Wasser einfüllen und bei starker Hitze zum Kochen bringen. Das Tempeh in den Dämpfkorb oder auf den Untersetzer legen. Sie decken es ab und die Hitze auf mittlere Stufe reduzieren und 5 Minuten dämpfen.

3. Das Tempeh mit einer Zange in einen Mixer geben und in vier große Stücke zerkleinern - ein paar Sekunden lang pulsieren, um das Tempeh in große Stücke zu zerteilen.

4. Fügen Sie die Nährhefe, Knoblauch, Paprika, Fenchel, Anis, rote Paprikaflocken, Salz und Pfeffer hinzu. Kürzlich pulsieren, dabei nach Bedarf 1 bis 2 Esslöffel Wasser hinzufügen, bis alles gründlich vermischt ist und bis dickflüssige Konsistenz.

5. Formen Sie die Mischung zu 4 Frikadellen, die etwa eineinhalb Zentimeter dick sind, und legen Sie sie auf das vorbereitete Backblech. Bestreichen Sie die Oberseite der Frikadellen mit Pflanzenöl oder mit Aquafaba.

6. 8 Minuten backen, dann die Frikadellen wenden, die Oberseiten mit Pflanzenöl oder mit Aquafaba bestreichen und weitere 8 Minuten backen.

Nährwerte: Kalorien: 113 Fett: 6 g Eiweiß: 11 g Kohlenhydrate: 6 g

5. Indisches Linsen-Kartoffel-Eintopf

Zubereitungszeit: 10 Minuten
Kochzeit: 15 Minuten
Portionen: 4

Zutaten:

- 60 ml Gemüsebrühe/Wasser, plus mehr bei Bedarf
- 280 g rostrote Kartoffel, ungeschält, ½ cm Stücke geschnitten
- 1 Teelöffel gemahlener Kreuzkümmel
- ½ Teelöffel gemahlener Piment
- ½ Teelöffel gemahlener Ingwer
- ½ Teelöffel Garam Masala
- ½ Teelöffel Salz oder Spicy Umami Blend (fakultativ)
- 400 g braune Linsen, abgetropft und gespült
- 15 g gehackte grüne Zwiebeln
- gehackter frischer Koriander (fakultativ)
- 10 g gehackte Erdnüsse (fakultativ)

Zubereitung:

1. Erhitzen Sie die Brühe bei mittlere-hohe Hitze in einer großen Pfanne. Fügen Sie die Kartoffel, Kreuzkümmel, Piment, Ingwer, Garam Masala und Salz (falls verwendet) hinzu und kochen Sie unter

20

häufigem Rühren, bis die Kartoffel weich ist, etwa 10 Minuten. Fügen Sie nach Bedarf mehr Brühe oder Wasser hinzu, um eine sehr dicke Soßenkonsistenz zu erhalten.

2. Fügen Sie die Linsen hinzu und rühren Sie. Die Hitze auf mittlere Stufe stellen, abdecken und weitere 5 Minuten kochen.

3. Verteilen Sie die Linsenmischung auf vier Schüsseln. Jede Portion mit 2 Esslöffeln Frühlingszwiebeln, 2 Esslöffeln Koriander und 1 Esslöffel Erdnüssen garnieren, dann servieren.

Nährwerte: Kalorien: 148 Fett: 1 g Eiweiß: 8 g Kohlenhydrate: 29 g

6. <u>Ahorn-Müsli</u>

Zubereitungszeit: 30 Minuten
Kochzeit: 20 Minuten
Portionen: 5

Zutaten:

- 100 g trockene Hirse
- 160 g Tassen Haferflocken
- 115 g gehackte Walnüsse
- 170 g reiner Ahornsirup
- 175 g gehackte entsteinte Datteln

Zubereitung:

1. Heizen Sie den Ofen auf 170°C vor. Bereiten Sie ein Backblech vor, das Sie mit Backpapier oder einer Silikonbackmatte auslegen. Spülen Sie die Hirse, lassen Sie sie abtropfen und schütteln Sie so viel Wasser wie möglich ab. Erhitzen Sie eine mittelgroße Pfanne bei mittlere bis hohe Hitze.

2. Geben Sie die Hirse in die heiße Pfanne und kochen Sie sie unter häufigem Rühren, bis sie trocken und aromatisch wird und bis zu knistern, 5 bis 8 Minuten. Geben Sie die Hirse sofort in eine große Schüssel und lassen Sie sie 10 Minuten lang abkühlen.

3. Fügen Sie die Haferflocken, Walnüsse und den Ahornsirup hinzu und rühren Sie, bis alles gut

vermischt ist. Übertragen Sie das Müsli auf das vorbereitete Backblech und backen Sie es 18 Minuten lang.

4. Das Backblech verschieben Sie und abkühlen lassen. Die Datteln unterrühren, dann das Müsli in einen luftdichten Behälter füllen.

Nährwerte: Kalorien: 515 Fett: 18 g Eiweiß: 12 g Kohlenhydrate: 82 g

7.   Fruchtiges Joghurt-Parfait

Zubereitungszeit: 5 Minuten
Kochzeit: 0 Minuten
Portionen: 2

Zutaten:

- 490 g normaler pflanzlicher Joghurt oder Cashew-Creme
- 240 g frische Heidelbeeren oder Himbeeren
- 120 g Ahornmüsli oder Granola
- ¼ Teelöffel gemahlener Zimt

Zubereitung:

1. In einer Schüssel oder einem Parfait-Glas ½ Joghurt, 120 g Beeren, 60 g Tasse Müsli, eine weitere ½ Joghurt und 1/8 Teelöffel Zimt schichten. Wiederholen Sie den Vorgang in einer zweiten Servierschüssel.

Nährwerte: Kalorien: 520 Fett: 30 g Eiweiß: 14 g Kohlenhydrate: 71 g

8.   **Apfel-Avocado-Toast**

Zubereitungszeit: 5 Minuten
Kochzeit: 2 Minuten
Portionen: 4

Zutaten:

- 1 große reife Avocado, halbiert und entkernt
- 1 kleiner Apfel, entkernt
- 2 Esslöffel Zitronensaft
- ½ Tasse gehackte Pekannüsse
- ½ Teelöffel gemahlener Zimt
- 4 Scheiben Vollkornbrot, getoastet

Zubereitung:

1. Schöpfen Sie die Avocado in eine kleine Schüssel und zerdrücken Sie es dann mit einer Gabel. Schneiden Sie den Apfel 1/8-inch Würfel und geben Sie ihn zu der Avocado.
2. Den Zitronensaft, die Pekannüsse und den Zimt hinzufügen und mit einem Gummispatel vorsichtig unterheben, bis alles gut vermischt ist.
3. Etwa ¼ der Apfel-Avocado-Mischung auf jede Toastscheibe verteilen und servieren.

Nährwerte: Kalorien: 276 Fett: 19 g Eiweiß: 7 g Kohlenhydrate: 25 g

9.   Bananen-Nussbutter-Boote

Zubereitungszeit: 5 Minuten
Kochzeit: 5 Minuten
Portionen: 2

Zutaten:

- 4 große Bananen, geschält
- 120 g natürliche oder selbstgemachte Erdnussbutter
- 1 Esslöffel ungesüßtes Kakaopulver
- 1 bis 2 Esslöffel ungesüßte Sojamilch
- ¼ Teelöffel gemahlener Zimt

Zubereitung:

1. Schneiden Sie Ihre Bananen der Länge nach in zwei Hälften. Verarbeiten Sie die Erdnussbutter, das Kakaopulver und 1 Esslöffel Sojamilch in einer Küchenmaschine oder einem Mixer, bis sie dickflüssig, aber einfach zu gießen.
2. Bei Bedarf mehr Sojamilch hinzufügen, um die richtige Konsistenz zu erhalten. Sie stellen es beiseite. Erhitzen Sie eine große Bratpfanne bei mittlere-hohe Hitze.
3. Wenn einige Wassertropfen schnell an der Oberfläche sprudeln, die Bananenhälften mit der Schnittfläche nach unten in die Pfanne geben und 1 Minute lang

kochen, dann wenden und weitere 1 Minute lang kochen.

4. Je 4 Bananenhälften mit der Schnittfläche nach oben auf zwei Teller legen. Etwa die Hälfte der Sauce über jeden Teller träufeln. Eine oder zwei Prisen gemahlenen Zimt über jeden Teller streuen und servieren.

Nährwert: Kalorien: 635 Fett: 34 g Eiweiß: 18 g Kohlenhydrate: 78 g

10. **Goldener Brei**

Zubereitungszeit: 5 Minuten
Kochzeit: 60 Minuten
Portionen: 4

Zutaten:

- 100 g kurzkörniger brauner Reis, gespült und abgetropft
- 100 g Dinkel, abgespült und abgetropft
- 1 Teelöffel gemahlener Kurkuma
- 80 g frischer oder aufgetauter Tiefkühlmais
- 160 g locker verpackter Blattkohl
- 60 ml ungesüßte Veggie-Milch
- 1 bis 2 Teelöffel natriumarme Sojasauce oder Tamari (fakultativ)
- 2 Teelöffel Sesamsamen

Zubereitung:

1. Kombinieren Sie in einem großen Topf Reis, Dinkel und ½ Liter Wasser und kochen Sie bei mittlere bis hohe Hitze.
2. Reduzieren Sie die Hitze auf niedrig, decken Sie den Topf ab und lassen Sie ihn köcheln, bis der Reis weich und der Dinkel gerade noch bissfest ist (45 bis 50 Minuten). Vom Herd nehmen.

3. Fügen Sie Kurkuma, Mais und Mangold zu den Körnern hinzu und rühren Sie vorsichtig mit einer Gabel um, um sie zu kombinieren. Abdecken und 15 Minuten ziehen lassen.
4. Bringen Sie den Topf wieder auf mittlere-niedrige Hitze. Milch und Sojasauce (falls verwendet) hinzufügen und unter häufigem Rühren kochen, bis der Brei dick und cremig ist, etwa 5 Minuten. Den Brei in Schüsseln füllen, mit Sesamsamen garnieren und servieren.

Nährwerte: Kalorien: 197 Fett: 2 g Eiweiß: 7 g Kohlenhydrate: 40 g

MITTAGESSEN

1. Gefüllte indische Aubergine

Zubereitungszeit: 90 Minuten
Garzeit: 1 Stunde und 10 Minuten
Portionen: 5

Zutaten:

- 70 g trockene schwarze Bohnen
- 6 mittelgroße Auberginen, geschält
- 3 große Roma-Tomaten, gewürfelt
- 1 große violette Zwiebel, gehackt
- 1 große gelbe Paprika, gehackt
- 60 g roher Spinat
- 2 Esslöffel Olivenöl
- 2 Knoblauchzehen, gehackt
- 1 Esslöffel Tomatenmark
- 1 Teelöffel Kokosblütenzucker
- 1 Teelöffel Kreuzkümmel
- 1 Teelöffel Kurkuma

- Salz und Pfeffer zum Abschmecken
- 2 Esslöffel Thymian, gehackt

Zubereitung:

1. Heizen Sie den Ofen auf 200°C vor. Legen Sie ein großes Backblech mit Backpapier aus und stellen Sie es beiseite. Schneiden Sie die geschälten Auberginen auf der Oberseite von einer Seite zur anderen auf, wobei Sie darauf achten müssen, nicht ganz durchzuschneiden.
2. Bestreuen Sie das Innere der aufgeschnittenen Auberginen mit Salz und wickeln Sie sie in ein Papiertuch, um das überschüssige Wasser ablaufen zu lassen. Das kann bis zu 30 Minuten dauern.
3. Backen Sie die Auberginen im Ofen für 15 Minuten. Nehmen Sie das Backblech aus dem Ofen und stellen Sie es beiseite.
4. 1 Esslöffel Olivenöl in einer großen Pfanne erhitzen. Die gehackten Zwiebeln hinzufügen und ca. 5 Minuten weich dünsten.
5. Unter häufigem Rühren die Paprika und den Knoblauch hinzugeben. Die Zutaten kochen, bis die Zwiebeln glasig und die Paprika zart sind, etwa 15 Minuten lang.
6. Den Spinat mit Zucker, Kreuzkümmel, Kurkuma, Salz und Pfeffer würzen. Alles gut umrühren, um die Zutaten gleichmäßig zu beschichten; dann die

Tomaten, schwarzen Bohnen, den Spinat und das Tomatenmark untermischen.

7. Alles ca. 5 Minuten erhitzen, die Pfanne vom Herd nehmen und Sie stellen sie beiseite.

8. Die Auberginen mit gehäuften Kugeln der Gemüsemischung füllen. Salz und Pfeffer zum Abschmecken

9. Den restlichen 1 Esslöffel Olivenöl über die Auberginen träufeln, sie wieder in den Ofen schieben und backen, bis sie schrumpeln und plattgedrückt werden. 20-30 Minuten.

10. Servieren Sie die Auberginen und garnieren Sie sie nach Wunsch mit frischem Thymian. Sofort genießen oder aufbewahren, um sie später zu genießen!

Nährwerte: Kalorien: 145 Kohlenhydrate: 18,3 g Fett: 6 g Eiweiß: 4,4 g.

2. __Gebratener Brokkoli und Champignons__

Zubereitungszeit: 15 Minuten
Garzeit: 20 Minuten
Portionen: 4

Zutaten:

- 180 g Brokkoli, in kleine Röschen geschnitten
- 10 g rote Zwiebel, klein gehackt
- 3 Zehen Knoblauch, gehackt
- 140 g Champignons, in Scheiben geschnitten
- ¼ Teelöffel zerstoßener roter Pfeffer
- 2 Teelöffel frischer Ingwer, gerieben
- 1 Esslöffel Olivenöl
- 120 ml Wasser oder Brühe
- 45 g Karotte, geraspelt
- 40 g Cashewnüsse
- 2 Esslöffel Reisweinessig
- 2 Esslöffel Sojasauce
- 1 Esslöffel Kokosblütenzucker
- 1 Esslöffel Sesamsamen

Zubereitung:

3. Erhitzen Sie eine große Pfanne bei mittlerer Hitze und geben Sie das Olivenöl hinzu. Fügen Sie den Brokkoli, die Zwiebel, den Knoblauch, die Pilze, den roten Pfeffer, den Ingwer und das Wasser hinzu.
4. Kochen, bis das Gemüse weich ist. Fügen Sie die Karotten, Cashewnüsse, Essig, Soja und Kokosnusszucker hinzu. Gut umrühren und 2 Minuten lang kochen. Mit Sesam bestreuen, dann servieren und genießen.

Nährwerte: Kalorien: 133 Kohlenhydrate: 9g Fett: 8g Eiweiß: 6g

3. Linsen-Gemüse-Hackbraten

Zubereitungszeit: 15 Minuten
Kochzeit: 55 Minuten
Portionen: 4

Zutaten:

- 380 g gekochte Linsen, gut abgetropft
- 1 Esslöffel Olivenöl
- 1 kleine Zwiebel, gewürfelt
- 1 Karotte, fein gewürfelt
- 1 Stange Staudensellerie, gewürfelt
- 1 x 120 g Packung weiße oder Champignons, geputzt und gewürfelt
- 3 Esslöffel Tomatenmark
- 2 Esslöffel Sojasauce
- 1 Esslöffel Balsamico-Essig
- 80 g Haferflocken, ungekocht
- 60 g Mandelmehl
- 1 ½ Teelöffel getrockneter Oregano
- 80 g Ketchup
- 1 Teelöffel Balsamico-Essig
- 1 Teelöffel Dijon-Senf

Zubereitung:

1. Heizen Sie Ihren Ofen auf 200°C vor und fetten Sie eine 12 x 18 cm Auflaufform ein. Geben Sie Olivenöl in eine Pfanne und erhitzen Sie es bei mittlerer Hitze.

2. Fügen Sie die Zwiebel hinzu und braten Sie sie fünf Minuten lang, bis sie weich ist. Möhren, Sellerie und Pilze hinzufügen und weichkochen.

3. Nehmen Sie Ihre Küchenmaschine und fügen Sie die Linsen, das Tomatenmark, die Sojasauce, den Essig, die Haferflocken, die Mandeln und den Oregano hinzu. Gut zerkleinern, bis alles gut vermischt ist, dann in eine mittelgroße Schüssel geben.

4. Geben Sie das Gemüse in die Küchenmaschine und pulsieren Sie es, bis es vermischt ist. In einer Schüssel rühren Sie alles zusammen.

5. Die Mischung in die Auflaufform geben, andrücken und in den Ofen schieben. 35 Minuten backen. Geben Sie die Garnierung und nochmals 15 Minuten backen. Aus dem Ofen nehmen und ca. 10 Minuten abkühlen lassen.

Nährwerte: Kalorien: 226 Kohlenhydrate: 25 g Fett: 6 g Eiweiß: 12 g

4. Glasierter Tempeh mit Ahornsirup, Quinoa und Grünkohl

Zubereitungszeit: 15 Minuten
Kochzeit: 30 Minuten
Portionen: 5

Zutaten:

- 180 g Quinoa
- 360 ml Gemüsebrühe
- 225 g Tempeh, gewürfelt
- 2 Esslöffel reiner Ahornsirup
- 3 Esslöffel getrocknete Moosbeere
- 1 Esslöffel frisch gehackter Thymian
- 1 Esslöffel frischer, gehackter Rosmarin
- 1 Esslöffel Olivenöl
- Saft von 1 Orange
- 1 Knoblauchzehe, gehackt
- 120 g Baby-Grünkohl, gehackt

Zubereitung:

1. Heizen Sie den Ofen auf 200°C vor und legen Sie ein Backblech mit Backpapier aus. Die Brühe in einen Topf geben und bei mittlerer Hitze aufkochen. Zum Kochen bringen und die Quinoa hinzufügen.

2. Die Hitze reduzieren, abdecken und 15 Minuten köcheln lassen, bis sie gar ist. Nehmen Sie eine mittelgroße Schüssel, fügen Sie das Tempeh hinzu, gießen Sie den Ahornsirup darüber und rühren Sie gut um, bis alles gut vermischt ist.
3. Geben Sie das Tempeh auf das Backblech und schieben Sie es für 15 Minuten in den Ofen, bis es braun ist. Nehmen Sie in der Zwischenzeit eine große Schüssel und fügen Sie die restlichen Zutaten hinzu. Gut umrühren, um sie zu kombinieren.
4. Quinoa und gekochtes Tempeh hinzugeben, gut mit Salz und Pfeffer würzen. Servieren und genießen.

Nährwerte: Kalorien: 321 Kohlenhydrate: 35g Fett: 12g Eiweiß: 16g

5. Langsam gekochtes Chili

Zubereitungszeit: 15 Minuten
Kochzeit: 9 Stunden
Portionen: 12

Zutaten:

- 420 g trockene Pinto-Bohnen
- 1 große Zwiebel, gehackt
- 3 Paprikaschoten, gewürfelt
- 8 große grüne Jalapeño-Paprikaschoten, gewürfelt, nachdem die Kerne herausgekratzt wurden
- 2 x 400 g Dosen gewürfelte Tomaten, oder gleichwertig
- 1 Esslöffel Chilipulver
- 2 Esslöffel Oregano-Flocken
- 1 Esslöffel Kreuzkümmelpulver
- 1 Esslöffel Knoblauchpulver
- 3 Lorbeerblätter, frisch gemahlen
- 1 Teelöffel gemahlener schwarzer Pfeffer
- 1 Esslöffel Meersalz (oder nach Belieben)

Zubereitung:

1. Geben Sie die Bohnen in einen großen Topf, der mit Wasser gefüllt ist, und lassen Sie sie über Nacht einweichen. Am nächsten Morgen abgießen und in einen Schmortopf geben.
2. Mit Salz und zwei Zoll Wasser bedecken. Bei hohe Hitze 6 Stunden lang kochen, bis sie weich sind. Die

Bohnen abgießen und die anderen Zutaten hinzufügen. Gut umrühren, um sie zu kombinieren. Bedecken Sie die Bohnen und kochen Sie sie 3 Stunden erneut bei großer Hitze. Servieren und genießen.

Nährwerte: Kalorien: 216 Kohlenhydrate: 30 g Fett: 1 g Eiweiß: 12 g

6. Scharfe Hummus-Quesadillas

Zubereitungszeit: 5 Minuten
Kochzeit: 15 Minuten
Portionen: 4

Zutaten:

- 4 x große (c. 25 cm) Vollkorntortilla
- 240 g Hummus
- Füllung nach Wahl: Spinat, sonnengetrocknete Tomaten, Oliven, etc.
- Natives Olivenöl extra zum Einpinseln

Zum Servieren:

- Extra Hummus
- Scharfe Soße
- Pesto

Zubereitung:

1. Legen Sie Ihre Tortillas auf eine flache Oberfläche und bestreichen Sie jede mit Hummus. Geben Sie die Füllungen darauf und falten Sie sie dann zu einem Halbmond.
2. Erhitzen Sie eine Pfanne auf mittlerer Stufe und geben Sie einen Tropfen Öl hinein. Die Quesadillas hineingeben und wenden, wenn sie gebräunt sind.

Den Vorgang mit den restlichen Quesadillas wiederholen, dann servieren und genießen.

Nährwerte: Kalorien: 256 Kohlenhydrate: 25g Fett: 12g Eiweiß: 7g

7. Quinoa-Linsen-Hamburger

Zubereitungszeit: 5 Minuten
Kochzeit: 25 Minuten
Portionen: 4

Zutaten:

- 1 Esslöffel + 2 Teelöffel Olivenöl
- c. 10 g rote Zwiebel, gewürfelt
- 180 g Quinoa, gekocht
- 190 g gekochte, abgetropfte braune Linsen
- 1 x 120 g grüne Chilis, gewürfelt
- 30 g Hafer, gerollt
- 35 g Mehl
- 2 Teelöffel Speisestärke
- 30 Panko-Brotkrümel, Vollkorn
- ¼ Teelöffel Knoblauchpulver
- ½ Teelöffel Kreuzkümmel
- Paprika, 1 Teelöffel
- Salz und Pfeffer
- 2 Esslöffel Dijon-Senf

- 3 Teelöffel Honig

Zubereitung:

1. Geben Sie 2 Teelöffel Olivenöl in Ihre Pfanne bei mittlerer Hitze. Fügen Sie die Zwiebel hinzu und braten Sie sie fünf Minuten lang, bis sie weich ist. Nehmen Sie eine kleine Schüssel und fügen Sie den Honig und den Dijon-Senf hinzu.
2. Nehmen Sie eine große Schüssel und fügen Sie die Zutaten für den Burger hinzu; gut umrühren. Mit den Händen zu 4 Frikadellen formen. Geben Sie einen Esslöffel Öl in Ihre Pfanne bei mittlerer Hitze.
3. Geben Sie die Frikadellen hinein und braten Sie sie 10 Minuten auf jeder Seite. Mit dem Honigsenf servieren und genießen!

Nährwerte: Kalorien: 268 Kohlenhydrate: 33 g Fett: 8 g Eiweiß: 10 g

8. Spanische Gemüse-Paella

Zubereitungszeit: 15 Minuten
Kochzeit: 1 Stunde und 30 Minuten
Portionen: 6

Zutaten:

- 3 Esslöffel natives Olivenöl, aufgeteilt
- 1 mittelgroße, fein gehackte gelbe Zwiebel
- 1 ½ Teelöffel feines Meersalz, geteilt
- 6 Knoblauchzehen, gehackt oder gepresst
- 2 Teelöffel geräucherter Paprika
- 400 g Dose gewürfelte Tomaten, abgetropft
- 400 g kurzkörniger brauner Reis
- 260 g Dose Kichererbsen, gespült und abgetropft
- ½ Liter Gemüsebrühe
- 80 ml trockener Weißwein/Gemüsebrühe
- ½ Teelöffel Safranfäden, zerkrümelt (optional)
- 240 g Dose geviertelte Artischocken
- 2 rote Paprikaschoten, in lange, ½"-breite Streifen geschnitten
- 90 g entsteinte und halbierte Kalamata-Oliven
- ¼ Teelöffel gemahlener schwarzer Pfeffer
- ¼ Tasse gehackte frische Petersilie, + ca. 1 Esslöffel mehr zum Garnieren
- 2 Esslöffel Zitronensaft
- Zitronenspalten zum Garnieren

- ½ Tasse gefrorene Erbsen

Zubereitung:

1. Heizen Sie den Ofen auf 170°F vor. Geben Sie 2 Esslöffel Öl in Ihre Pfanne und erhitzen Sie sie bei mittlerer Hitze. Fügen Sie die Zwiebel hinzu und braten Sie sie fünf Minuten lang, bis sie weich ist.
2. Salz, Knoblauch und Paprika hinzufügen. 30 Sekunden lang kochen. Die Tomaten zugeben, durchrühren und 2 Minuten kochen. Den Reis hinzugeben, durchrühren und erneut eine Minute kochen.
3. Kichererbsen, Brühe, Wein oder Fond, Safran und Salz hinzugeben und zum Kochen bringen. Zugedeckt innerhalb von 40 Minuten in den Ofen schieben, bis der Reis aufgesogen ist. Ein Backblech mit Backpapier auslegen.
4. Nehmen Sie eine große Schüssel und fügen Sie die Artischocke, die Paprika, die Oliven, 1 Esslöffel Olivenöl, ½ Teelöffel Salz und schwarzen Pfeffer nach Geschmack hinzu. Vermengen Sie alles und verteilen Sie es dann auf dem vorbereiteten Backblech.
5. In den Ofen schieben und innerhalb von 30 Minuten garen. Aus dem Ofen nehmen und etwas abkühlen lassen. Die Petersilie, den Zitronensaft und die Gewürze nach Bedarf hinzufügen. Durchmischen.

6. Den Reis auf den Herd stellen, die Hitze hochdrehen und den Reis fünf Minuten lang backen. Garnieren und mit dem Gemüse servieren.

Nährwerte: Kalorien: 437 Kohlenhydrate: 60g Fett: 16g Eiweiß: 10g

9. Tex-Mex Tofu & Bohnen

Zubereitungszeit: 25 Minuten
Garzeit: 12 Minuten
Portionen: 2

Zutaten:

- 140 g trockene schwarze Bohnen
- 200 g trockener brauner Reis
- 1 (400 g) Packung festen Tofu, abgetropft
- 2 Esslöffel Olivenöl
- 1 kleine lila Zwiebel, gewürfelt
- 1 mittelgroße Avocado, entkernt, geschält
- 1 Knoblauchzehe, gehackt
- 1 Esslöffel Limettensaft
- 2 Teelöffel Kreuzkümmel
- 2 Teelöffel Paprika
- 1 Teelöffel Chilipulver
- Salz und Pfeffer zum Abschmecken

Zubereitung:

1. Schneiden Sie den Tofu in 3 cm Würfel. Erhitzen Sie das Olivenöl in einer Pfanne. Die gewürfelten Zwiebeln hineingeben und ca. 5 Minuten weich dünsten.

2. Den Tofu hinzufügen und weitere 2 Minuten braten, dabei die Würfel häufig wenden. Schneiden Sie in der Zwischenzeit die Avocado in dünne Scheiben und stellen Sie sie beiseite.

3. Die Hitze reduzieren und den Knoblauch, den Kreuzkümmel und die gekochten schwarzen Bohnen hinzugeben. Umrühren, bis alles gut eingearbeitet ist, und dann weitere 5 Minuten kochen.

4. Geben Sie die restlichen Gewürze und den Limettensaft zu der Mischung in der Pfanne. Mischen Sie gründlich und nehmen Sie die Pfanne vom Herd.

5. Servieren Sie den Tex-Mex-Tofu und die Bohnen mit einer Kugel Reis und garnieren Sie mit der frischen Avocado. Genießen Sie das Gericht sofort, oder bewahren Sie Reis, Avocado und Tofu-Mischung auf.

Nährwerte: Kalorien: 315 Kohlenhydrate: 27,8 g Fett: 17 g Eiweiß: 12,7 g.

10.   Spaghettikürbis-Burrito-Schüssel

Zubereitungszeit: 5 Minuten
Kochzeit: 60 Minuten
Portionen: 4

Zutaten:

- 2 x 900 g Spaghettikürbis, halbiert und entkernt
- 2 Esslöffel Olivenöl
- Salz
- gemahlener schwarzer Pfeffer, nach Geschmack

Für den Kraut- und Schwarzbohnen-Salat:

- 180 g Purpurkohl, in dünne Scheiben geschnitten
- 425 g Dose schwarze Bohnen
- 2 Esslöffel frischer Limettensaft
- 1 rote Paprika, in Scheiben geschnitten
- 35 g gehackte grüne Zwiebeln
- 20 g gehackter frischer Koriander
- 1 Teelöffel Olivenöl
- ¼ Teelöffel Salz

Für die Avocado-Salsa Verde:

- Salsa Verde
- 20 g frischer Koriander
- 1 Avocado, gewürfelt
- 1 Esslöffel frischer Limettensaft

- 1 gehackte Knoblauchzehe

Zum Garnieren:

- Gehackter frischer Koriander
- Zerkrümelter Feta
- Gewürzte, geröstete Pepitas

Zubereitung:

1. Heizen Sie Ihren Ofen auf 200°C vor und legen Sie ein Backblech mit Pergamentpapier aus. Legen Sie den Spaghettikürbis darauf und beträufeln Sie ihn mit Olivenöl. In das Fruchtfleisch einreiben

2. Mit Salz und Pfeffer bestreuen und wenden, so dass die Schnittseiten nach unten zeigen. 40-60 Minuten rösten, bis er weich ist.

3. In der Zwischenzeit in einer mittelgroßen Schüssel alle Zutaten für den Kraut- und Schwarze-Bohnen-Salat hinzufügen. Gut umrühren, dann beiseitestellen.

4. Nehmen Sie Ihren Mixer und fügen Sie die Zutaten für die Salsa Verde hinzu. Pürieren Sie sie, bis sie glatt ist. Den Kürbis aus dem Ofen nehmen und mit einer Gabel trennen.

5. Auf die Servierschalen verteilen und mit dem Krautsalat und der Avocado-Salsa Verde belegen. Nach Belieben garnieren, dann servieren und genießen.

Nährwerte: Kalorien: 301 Kohlenhydrate: 21 g Fett: 17 g Eiweiß: 8 g

SNACKS

1. Karotten-Kügelchen

Zubereitungszeit: 10 Minuten
Kochzeit: 0 Minuten
Portionen: 8

Zutaten:

- 1 große Karotte, geriebene Karotte
- 120 g Haferflocken
- 160 g Rosinen
- 175 g Datteln, entkernt
- 70 g Kokosnussflocken
- 1/4 Teelöffel gemahlene Nelken
- 1/2 Teelöffel gemahlener Zimt

Zubereitung:

5. Verarbeiten Sie alle Zutaten in Ihrer Küchenmaschine, bis sie eine klebrige und gleichmäßige Mischung bilden. Den Teig zu gleichmäßigen Kugeln formen. Bis zum Servieren in den Kühlschrank stellen. Guten Appetit!

Nährwerte: Kalorien: 495 Eiweiß: 22g Kohlenhydrate: 58 g Fett: 21 g

2. Süße Kartoffel-Häppchen

Zubereitungszeit: 1 Stunde & 10 Minuten
Kochzeit: 25 Minuten
Portionen: 4

Zutaten:

- 4 Süßkartoffeln, geschält und geraspelt
- 2 Chia-Eier
- 40 g Nährhefe
- 2 Esslöffel Tahini
- 2 Esslöffel Kichererbsen-Mehl
- 1 Teelöffel Schalotten-Pulver
- 1 Teelöffel Knoblauchpulver
- 1 Teelöffel Paprikapulver
- Meersalz
- gemahlener schwarzer Pfeffer, nach Geschmack

Zubereitung:

1. Heizen Sie Ihren Ofen auf 200°C. Legen Sie eine Backform mit Backpapier.
2. Vermengen Sie alle Zutaten gründlich, bis alles gut eingearbeitet ist. Rollen Sie den Teig zu gleichmäßigen

Kugeln und legen Sie sie für etwa 1 Stunde in den Kühlschrank.

3. Backen Sie die Kugeln ca. 25 Minuten lang und wenden Sie sie nach der Hälfte der Backzeit. Guten Appetit!

Nährwerte: Kalorien: 215 Fett: 4,5 g Kohlenhydrate: 35g Eiweiß: 9g

3. Bananen-Bulgur-Tafeln

Zubereitungszeit: 10 Minuten
Kochzeit: 30 Minuten
Portionen: 9

Zutaten:

- 2 reife große Bananen
- 1 Esslöffel reiner Ahornsirup
- ½ Teelöffel reiner Vanilleextrakt
- 80 g Haferflocken
- 80 g mittelscharfer oder grober Bulgur
- 40 g gehackte Walnüsse

Zubereitung:

1. Heizen Sie den Ofen auf 170°C vor. Bereiten Sie eine quadratische 8-Zoll-Backform vor, die mit Pergamentpapier ausgekleidet ist.
2. In einer mittelgroßen Schüssel die Bananen mit einer Gabel zerdrücken. Den Ahornsirup und die Vanille hinzufügen und gut verrühren. Haferflocken, Bulgur und Walnüsse hinzugeben und vermengen.
3. Die Mischung in die vorbereitete Backform geben und 25 bis 30 Minuten backen, bis die Oberfläche knusprig ist.
4. Abkühlen lassen, dann in 9 Riegel schneiden und in einen luftdichten Behälter oder eine große Plastiktüte

mit Reißverschluss geben. Bei Raumtemperatur bis zu 5 Tage aufbewahren.

Nährwerte: Kalorien: 142 Fett: 3g Kohlenhydrate: 26 g Eiweiß: 4 g

4.   Italienischer Tomatensnack

Zubereitungszeit: 10 Minuten
Kochzeit: 60 Minuten
Portionen: 6

Zutaten:

- 50 oz Dosentomaten, abgetropft
- Eine Prise Salz und schwarzer Pfeffer
- 60 ml kaltgepresstes Olivenöl
- 15 Basilikumblätter, in Scheiben geschnitten
- 1 Esslöffel Burgunder- oder Merlotwein-Essig
- Eine Prise Stevia
- 10 Baguettestücke, getoastet.

Zubereitung:

1.   Verteilen Sie die Tomaten auf dem ausgelegten Backblech, beträufeln Sie sie mit der Hälfte des Öls, würzen Sie sie mit Salz und Pfeffer und backen Sie sie bei 150°C für eine Stunde.

2.   Die Tomaten in Würfel schneiden, in eine Schüssel geben, den Rest des Öls, Basilikum, Essig sowie das Stevia dazugeben und durchschwenken. Teilen Sie die Tomaten auf jede Baguette-Scheibe und servieren Sie sie als Snack.

Nährwerte: Kalorien: 191 Fett: 4g Kohlenhydrate: 9g Eiweiß: 7g

5. Einfache getrocknete Weintrauben

Zubereitungszeit: 5 Minuten
Kochzeit: 4 Stunden
Portionen: 10

Zutaten:

- 3 Trauben kernlose Trauben
- Eine Prise Pflanzenöl

Zubereitung:

1. Verteilen Sie die Trauben auf einem ausgelegten Backblech, beträufeln Sie sie mit Öl, schwenken Sie sie und backen Sie sie bei 110 Grad C für 4 Stunden. Trennen Sie die Trauben in Schalen und servieren Sie sie.

Nährwerte: Kalorien: 131 Fett: 1g Eiweiß: 3g Kohlenhydrate: 5g

6.   Bohnen und Kürbis Hummus

Zubereitungszeit: 10 Minuten
Kochzeit: 6 Stunden
Portionen: 4

Zutaten:

- ½ Tasse australisch Kürbis, geschält und gewürfelt
- 70 g weiße Bohnen aus der Dose, abgetropft
- 1 Esslöffel Wasser
- 2 Esslöffel Kokosnussmilch
- ½ Teelöffel Rosmarin, getrocknet
- ½ Teelöffel Salbei, getrocknet
- Eine Prise Salz und schwarzer Pfeffer

Zubereitung:

1.   Bohnen mit Kürbis, Wasser, Kokosmilch, Salbei, Rosmarin, Salz und Pfeffer in einem langsamen Kocher mischen, schwenken, abdecken und 6 Stunden auf niedriger Stufe kochen. Mit einem Stabmixer pürieren, in Schüsseln aufteilen und kalt servieren.

Nährwerte: Kalorien: 182 Fett: 5g Kohlenhydrate: 12 g Eiweiß: 4 g

7.   Gefüllte Kirschtomate

Zubereitungszeit: 15 Minuten
Kochzeit: 0 Minuten
Portionen: 6

Zutaten:

- 550 g Kirschtomaten, die Köpfe entfernt und die Kerne ausgehöhlt
- 2 Avocados, püriert
- Saft von 1 Zitrone
- 1/2 rote Paprikaschote, gehackt
- 4 grüne Zwiebeln (weiße und grüne Teile), fein gehackt
- 1 Esslöffel gehackter frischer Estragon
- Eine Prise Meersalz

Zubereitung:

1. Legen Sie die Kirschtomaten mit der offenen Seite nach oben auf eine Platte. Kombinieren Sie Avocado, Zitronensaft, Paprikaschote, Frühlingszwiebeln, Estragon und Salz in einer kleinen Schüssel.

2. Umrühren, bis alles gut vermischt ist. In die Kirschtomaten schaufeln und sofort servieren.

Nährwerte: Kalorien: 264 Fett: 8g Kohlenhydrate: 19 g
Eiweiß: 5 g

8. Französischer Zwiebel-Törtchen

Zubereitungszeit: 10 Minuten
Kochzeit: 35 Minuten
Portionen: 24

Zutaten:

- 2 Esslöffel Olivenöl
- 2 mittelgroße Zwiebeln, in dünne Scheiben geschnitten
- 1 Knoblauchzehe, gehackt
- 1 Teelöffel gehackter frischer Rosmarin
- Salz und frisch gemahlener schwarzer Pfeffer
- 1 Esslöffel Kapern
- 1 Blatt tiefgekühlter veganer Blätterteig, aufgetaut
- 18 entsteinte schwarze Oliven, geviertelt

Zubereitung:

1. Erhitzen Sie das Öl in einer mittelgroßen Pfanne bei mittlerer Hitze. Zwiebeln und Knoblauch hinzufügen, mit Rosmarin, Salz und Pfeffer abschmecken.

2. Zugedeckt unter gelegentlichem Rühren ca. 20 Minuten kochen, bis sie sehr weich sind. Die Kapern einrühren und beiseitestellen.

3. Den Backofen auf 200°C vorheizen. Den Blätterteig ausrollen und mit einem leicht bemehlten Teigausstecher oder einem Trinkglas in 5 oder 6 cm große Kreise schneiden. Sie sollten etwa 2 Dutzend Kreise erhalten.

4. Legen Sie die Teigkreise auf Backbleche und geben Sie jeweils einen gehäuften Teelöffel der Zwiebelmischung darauf und klopfen Sie die Oberseite glatt.

5. Mit 3 Olivenvierteln belegen, die dekorativ angeordnet sind - entweder wie Blütenblätter, die von der Mitte ausgehen, oder parallel zueinander. Innerhalb von 15 Minuten backen. Heiß servieren.

Nährwerte: Kalorien: 144 Eiweiß: 5g Kohlenhydrate: 18g Fette: 7g

9. Süßkartoffel-Kroketten

Zubereitungszeit: 5 Minuten
Kochzeit: 30 Minuten
Portionen: 25

Zutaten:

- 2 Tassen Süßkartoffelpüree
- 1/2 Teelöffel gemahlener Kreuzkümmel
- 1/2 Teelöffel Salz
- 1/2 Teelöffel gemahlener Koriander
- 60 g Panko-Brotkrumen
- Olivenölspray

Zubereitung:

1. Schalten Sie die Heißluftfritteuse ein, setzen Sie den Korb ein, verschließen Sie ihn mit dem Deckel, stellen Sie die Temperatur auf 200 Grad C ein und lassen Sie ihn 5 Minuten lang vorheizen.

2. Nehmen Sie in der Zwischenzeit eine große Schüssel, geben Sie alle Zutaten hinein, verrühren Sie sie, bis sie gut vermischt sind, und formen Sie dann aus der Mischung fünfundzwanzig Kroketten, jeweils etwa 1 Esslöffel.

3. Öffnen Sie die vorgeheizte Fritteuse, legen Sie die Süßkartoffel-Kroketten in einer einzigen Schicht hinein, besprühen Sie sie mit Olivenöl, schließen

Sie den Deckel und backen Sie sie 14 Minuten lang, bis sie goldbraun und gar sind, wenden Sie sie und besprühen Sie sie nach der Hälfte der Zeit mit Öl.

4. Wenn die Fritteuse fertig ist, ertönt ein Signalton. Dann den Deckel öffnen, die Kartoffeln auf einen Teller geben und mit Folie abdecken, um sie warm zu halten. Garen Sie die restlichen Kroketten auf die gleiche Weise und servieren Sie sie dann sofort.

Nährwerte: Kalorien: 26 Fett: 0,2 g Kohlenhydrate: 6 g Proteine: 0 g

10. Avocado-Pommes

Zubereitungszeit: 5 Minuten
Garzeit: 10 Minuten
Portionen: 4

Zutaten:

- 1 mittlere Avocado, geschält, entkernt, in Scheiben geschnitten
- 1/2 Teelöffel Salz
- 60 g Panko-Paniermehl
- 1/4 Tasse Aquafaba
- Olivenölspray

Zubereitung:

1. Schalten Sie die Heißluftfritteuse ein, setzen Sie den Korb ein, schließen Sie sie mit dem Deckel, stellen Sie die Temperatur auf 200 Grad C ein und lassen Sie sie 5 Minuten lang vorheizen.
2. Nehmen Sie in der Zwischenzeit eine flache Schüssel, geben Sie das Paniermehl hinein, würzen Sie sie mit Salz und rühren Sie sie um, bis sie sich verbinden.
3. Eine weitere flache Schüssel nehmen, die Aquafaba hineingießen, die Avocado-Scheiben darin eintauchen und dann in der Paniermehlmischung wenden, bis sie bedeckt sind.

4. Die vorgeheizte Fritteuse öffnen, die Avocado-Scheiben in einer einzigen Schicht hineinlegen, mit Olivenöl besprühen, den Deckel schließen und 10 Minuten lang garen, bis sie goldbraun und gar sind, dabei schütteln und nach der Hälfte der Zeit mit Öl besprühen.
5. Wenn die Luftfritteuse fertig ist, ertönt ein Signalton. Dann den Deckel öffnen und die Avocado-Pommes auf einen Teller geben. Sofort servieren.

Nährwerte: Kalorien: 132 Eiweiß: 4g Kohlenhydrate: 7 g Fett: 11 g

DINNER

1. Veggie-Eintopf

Zubereitungszeit: 15 Minuten
Kochzeit: 50 Minuten
Portionen: 4

Zutaten:

- 1 Teelöffel getrockneter Oregano
- 2 Stängel von gewürfelter Staudensellerie
- 1 große Kartoffel, gewürfelt
- 270 g Karotten in Scheiben geschnitten
- ½ Liter Wasser
- 1 ½ Liter Gemüsebrühe
- 1 Teelöffel Pfeffer
- 1 Teelöffel Meersalz
- 2 Zwiebeln zerdrückter Knoblauch
- 30 g gewürfelte Zwiebel
- 1 Esslöffel Avocado Öl
- Lorbeerblatt

Zubereitung:

1. Erhitzen Sie das Avocado Öl in einem großen Topf. Geben Sie den Pfeffer, das Salz, die

Knoblauchzehen und dann die Zwiebelzwiebeln hinein. Kochen Sie alles 2 bis 3 Minuten lang, oder bis die Zwiebel weich wird.

2. Das Lorbeerblatt, den Oregano, den Sellerie, die Kartoffel, die Karotte, das Wasser und die Brühe einrühren. Lassen Sie das Ganze zum Köcheln kommen, reduzieren Sie die Hitze und kochen Sie 30-45 Minuten, oder bis die Karotten und Kartoffeln weich sind.

3. Schmecken Sie ab und passen Sie die Gewürze nach Bedarf an. Wenn es zu dick ist, können Sie noch etwas Wasser oder Brühe hinzufügen. Auf vier Schüsseln aufteilen und genießen.

Nährwerte: Kalorien: 238 Kohlenhydrate: 39 g Fett: 4 g Eiweiß: 15 g

2. __Emmentaler Suppe__

Zubereitungszeit: 15 Minuten
Kochzeit: 0 Minuten
Portionen: 2

Zutaten:

- Cayennepfeffer
- Muskatnuss
- 1 Esslöffel Kürbiskerne
- 2 Esslöffel gehackter Schnittlauch
- 3 Esslöffel gewürfelter Emmentaler Käse
- ½ Liter Gemüsebrühe
- 1 gewürfelte Kartoffel
- 130 g Blumenkohlstücke

Zubereitung:

__3.__ Geben Sie die Kartoffel und den Blumenkohl in einen Kochtopf mit der Gemüsebrühe, bis sie gerade weich sind. In einen Mixer geben und pürieren.

__4.__ Gewürze hinzugeben und abschmecken. In Schüsseln geben, Schnittlauch und Käse hinzufügen und gut umrühren. Mit Kürbiskernen garnieren. Genießen.

Nährwerte: Kalorien: 380 Kohlenhydrate: 0g Fett: 28g Eiweiß: 27g

3. Brokkoli-Spaghetti

Zubereitungszeit: 15 Minuten
Kochzeit: 12 Minuten
Portionen: 2

Zutaten:

- Pfeffer
- Salz
- 1 Teelöffel Gemüsebrühe
- 1 Teelöffel Oregano-Pflanze
- 1 Esslöffel Saft - Zitrone
- 3 Karotten in Scheiben geschnitten
- 3 gewürfelte Tomaten
- 1 Kopf Brokkoli, in Röschen geschnitten
- 1 rote Paprika, in Scheiben geschnitten
- 1 Zwiebelknolle, in Scheiben geschnitten
- 2 gewürfelte Knoblauchzwiebeln, Nelken
- 4 Esslöffel Olivenöl
- 450 g Buchweizennudeln

Zubereitung:

1. Einen Topf mit Wasser auf mittlere Stufe stellen und Salz hinzufügen. Aufkochen lassen und die Nudeln hineingeben. Nach Packungsanweisung zubereiten. Leeren Sie das Wasser aus.

2. Den Brokkoli in eine andere Schüssel geben und mit Wasser bedecken. 5 Minuten kochen lassen.

3. Stellen Sie eine Pfanne auf normale Hitze und geben Sie zwei Esslöffel Olivenöl in die Pfanne und erwärmen Sie es. Geben Sie die Zwiebeln, den Knoblauch und die Zwiebel hinein und bereiten Sie sie zu, bis sie weich und duftend sind. Aus der Pfanne nehmen und beiseitestellen.

4. Geben Sie zwei weitere Esslöffel Olivenöl in die Pfanne und fügen Sie die Karotten hinzu. 5 Minuten braten, dann die Paprika hinzugeben und weitere 5 Minuten braten, jetzt die Tomaten hinzugeben und 2 Minuten braten.

5. Den Brokkoli vollständig abtropfen lassen und mit dem restlichen Gemüse in die Pfanne geben. Die Zwiebeln und den Knoblauch wieder in die Pfanne geben.

6. Gemüsebrühe, Oregano und Zitronensaft hinzugeben. Etwas Pfeffer und Salz hinzufügen, abschmecken und bei Bedarf nachwürzen. Gut umrühren, um alles zu vermengen.

7. Die gekochten Nudeln auf eine Servierplatte geben. Über die Gemüsemischung gießen und gut durchschwenken.

Nährwerte: Kalorien: 402 Kohlenhydrate: 60 g Fett: 12 g Eiweiß: 19 g

4. Indisches Linsen-Curry

Zubereitungszeit: 15 Minuten
Kochzeit: 15 Minuten
Portionen: 4-6

Zutaten:

- Limettensaft
- Gehackter Koriander
- Salz
- 1 Esslöffel Olivenöl
- 2 gewürfelte Tomaten
- 1 in Scheiben geschnittene Zwiebel
- 1 gehackte Knoblauchzehe
- 2,5 cm geriebener Ingwer
- ½ Teelöffel Kurkuma
- ½ Teelöffel Kreuzkümmelsamen
- 2 gehackte grüne Chilis
- 190 g feine rote Linsen

Zubereitung:

1. Geben Sie die Linsen in eine Schüssel, füllen Sie sie mit Wasser und lassen Sie sie 6 Stunden lang stehen. Nach 6 Stunden die Linsen vollständig abgießen.

2. Eine Schüssel auf normale Wärme stellen. Die Linsen hineingeben und mit frischem Wasser bedecken. Aufkochen lassen. Kurkuma hinzugeben. Die Hitze reduzieren und köcheln lassen, bis die Linsen gar sind. Aus dem Topf nehmen und in eine Schüssel geben. Diese zur Seite stellen.

3. In einer anderen Pfanne auf mittlerer Stufe das Olivenöl erhitzen. Kurkuma, Kreuzkümmel, Ingwer und Zwiebeln hinzufügen. Kochen, bis die Zwiebeln weich sind und der Ingwer duftet. Chilis und Tomaten hinzufügen und kochen. Salz hinzufügen und 5 Minuten kochen.

4. Linsen in diese Mischung geben und zum Köcheln bringen. Sobald sie zu kochen beginnt, von der heißen Temperatur nehmen. Etwas Zitrone auspressen, mit Koriander bestreuen und mit Reis servieren.

Nährwerte: Kalorien: 200 Kohlenhydrate: 24gFett: 1g Eiweiß: 9g

5. Gemüse mit Wildreis

Zubereitungszeit: 15 Minuten
Kochzeit: 0 Minuten
Portionen: 4

Zutaten:

- Salz
- Basilikum
- Koriander
- Saft von einer Limette
- 1 gehackte Chilischote
- 240 ml Gemüsebrühe
- 180 g Bohnensprossen
- 180 g Gehackte Karotten
- 140 g Bohnen - grün - gewürfelt
- 1 Tasse Brokkoli, zerkleinert
- 1 Tasse Pak Choi
- 200 g Wildreis

Zubereitung:

1. Geben Sie das gesamte geschnittene Gemüse in einen Topf und fügen Sie Gemüsebrühe hinzu. Dünsten Sie das Gemüse, bis es durchgekocht, aber noch knackig ist.

2.	Chili, Basilikum und Koriander in einem Mörser und Stößel zerkleinern, bis eine Paste entsteht. Den Limettensaft dazugeben und gut verrühren.

3.	Geben Sie den Reis auf eine Servierplatte. Das Gemüse darauf geben und mit dem Dressing beträufeln.

Nährwerte: Kalorien: 376 Kohlenhydrate: 55g Fett: 15g Eiweiß: 0g

6. **<u>Würzige Linsensuppe</u>**

Zubereitungszeit: 15 Minuten
Kochzeit: 10 Minuten
Portionen: 4

Zutaten:

- Salz
- ¼ Teelöffel Kurkuma
- 3 Zehen gehackter Knoblauch
- 4 cm geriebener Ingwer
- 1 gehackte Tomate
- 1 gehackte Serrano-Chili-Schote
- 380 g abgespülte rote Linsen

Garnierung:

- 60 g Kokosnussjoghurt

Zubereitung:

1. Geben Sie die Linsen in ein Sieb und halten Sie sie unter fließendes Wasser. Spülen Sie sie ab.
2. Gießen Sie die gespülten Linsen in einen Topf. Fügen Sie genug Wasser hinzu, um die Linsen zu bedecken. Stellen Sie den Topf auf mittlere Hitze und lassen Sie ihn kochen.
3. Die Hitze reduzieren und 10 Minuten köcheln lassen. Geben Sie den restlichen Inhalt hinein und rühren Sie ihn gut durch, um ihn zu vermengen.

Weiter kochen, bis die Linsen weich sind. Mit einem Löffel Kokosnussjoghurt garnieren.

Nährwerte: Kalorien: 240 Kohlenhydrate: 38g Fett: 3g Eiweiß: 20g

7. **Pilz-Lauch-Suppe**

Zubereitungszeit: 15 Minuten
Kochzeit: 20 Minuten
Portionen: 4

Zutaten:

- 1 ½ Esslöffel Sherry-Essig
- ½ Tasse Mandelmilch
- ¾ Tasse Kokosnusscreme
- 720 ml Gemüsebrühe
- 1 Esslöffel gehackter Dill
- Pfeffer
- Salz
- 5 Esslöffel Mandelmehl
- 875 g geputzte, in Scheiben geschnittene Champignons
- 3 Zehen gehackter Knoblauch
- 200 g gehackter Lauch
- 3 Esslöffel Pflanzenöl

Zubereitung:

1.   Stellen Sie einen holländischen Ofen auf mittlere Stufe und erwärmen Sie das Öl. Fügen Sie den Lauch zusammen mit der Knoblauchknolle hinzu und braten Sie ihn, bis er weich ist. Die Pilze

hineingeben, umrühren und weitere 10 Minuten kochen.

2. Salz, Dill, Pfeffer und Mehl hinzufügen. Gut umrühren, bis es sich verbunden hat. In die Suppe geben und zum Köcheln bringen. Die Hitze reduzieren und die restlichen Zutaten hinzugeben. Gut umrühren. Weitere 10 Minuten kochen. Warm mit Mandelmehlbrot servieren.

Nährwerte: Kalorien: 117 Kohlenhydrate: 19g Fett: 2g Eiweiß: 3g

8. Frische Veggie-Pizza

Zubereitungszeit: 15 Minuten
Kochzeit: 14 Minuten
Portionen: 4

Zutaten:

Kruste:

- ½ Teelöffel Knoblauchzwiebel-Aromapulver
- ½ Teelöffel Meersalz
- 3 Esslöffel Kokosnussöl
- 150 g Mandelmehl
- Tahini-Bienenaufstrich:

Pfeffer, Prise

- Meersalz, Messerspitze
- 2 Zehen Knoblauch
- 1 Esslöffel Saft - Zitrone
- 1 Esslöffel Avocado-Öl
- 1 Esslöffel orientalische Paste
- 2 geschälte und gewürfelte Rüben

Zubereitung:

1. Stellen Sie Ihren Ofen zunächst auf 190°C. Legen Sie etwas Pergamentpapier auf ein Blech. Rühren Sie Salz, Knoblauchpulver, Kokosöl und Mandelmehl zusammen.

2. Legen Sie dies auf das Blech und drücken Sie es in die Form einer Kugel. Legen Sie ein weiteres Stück Pergament darauf und rollen Sie den Teig zu einem Quadrat von 18x18 aus. 14 Minuten lang backen, oder bis er anfängt, braun zu werden.

3. Während die Kruste backt, geben Sie Pfeffer, Salz, Knoblauch, Zitronensaft, Avocado-Öl, Tahini und Rote Bete in eine Küchenmaschine. Mischen, bis es cremig wird.

4. Um Ihre Pizza zu machen, bestreichen Sie die Kruste mit Rüben-Saucen und belegen Sie sie dann mit Ihrem bevorzugten basenfreundlichen Gemüse. In vier Scheiben schneiden und genießen.

Ernährung: Kalorien: 368 Kohlenhydrate: 46g Fett: 13g Eiweiß: 16g

9. **Scharfe Linsen-Burger**

Zubereitungszeit: 15 Minuten
Kochzeit: 20 Minuten
Portionen: 4

Zutaten:

- 1 Esslöffel Avocado-Öl
- 1 Esslöffel Kokosnussmehl
- 2 zerdrückte Knoblauchzehen
- gewürfelte Jalapeno
- gehackter Koriander
- 15 g gewürfelte Zwiebel
- ½ Teelöffel Pfeffer
- ½ Teelöffel Meersalz
- 60 g Mandelmehl
- 95 g trockene Linsen

Zubereitung:

1. Kochen Sie die Linsen nach den Anweisungen auf der Packung und stellen Sie sie zum Abkühlen beiseite.
2. Mischen Sie Knoblauch, Jalapeno, Koriander, Zwiebel, Pfeffer, Salz, Mandelmehl und Linsen, bis alles gut vermischt ist.

3. Geben Sie die Hälfte der Linsenmischung in eine Küchenmaschine und verarbeiten Sie sie, bis sie eine dickflüssige Konsistenz hat.

4. Geben Sie diese Mischung zurück in die Schüssel mit der restlichen Linsenmischung und rühren Sie alles zusammen. Die Mischung wird sehr feucht sein. Rühren Sie das Kokosnussmehl ein, um die Feuchtigkeit loszuwerden und um die Masse zusammenzuhalten.

5. Teilen Sie die Mischung in Viertel. Drücken Sie ein Viertel der Mischung in Ihren Händen, um sie zu einem Burger zu formen. Tun Sie dies für die drei verbleibenden Teile.

6. Erhitzen Sie das Öl in einem sehr großen Topf und geben Sie die Burger hinein. Bereiten Sie die Burger auf beiden Seiten 4 bis 6 Minuten vor, oder bis sie goldbraun geworden sind.

7. Wenn Sie sie umdrehen, tun Sie dies vorsichtig, damit sie nicht auseinanderfallen. Genießen Sie.

Nährwerte: Kalorien: 103 Kohlenhydrate: 18g Fett: 1g Eiweiß: 6g

10. Geröstete Blumenkohl-Wraps

Zubereitungszeit: 15 Minuten
Kochzeit: 30-35 Minuten
Portionen: 2

Zutaten:

- Blumenkohl:
- ¼ Teelöffel Pfeffer
- ¼ Teelöffel Meersalz
- ½ Teelöffel Knoblauchpulver
- ¼ Tasse Nährhefe
- ¼ Tasse Mandelmehl
- 1 Esslöffel Avocado-Öl
- 120 g Blumenkohl-Röschen

Soße:

- Meersalz
- 2 Esslöffel Apfelessig
- 2 Zehen Knoblauch
- Habanero-Pfeffer
- 165 g gewürfelte Mango
- Zusammenstellen:
- 2 Blätter Grünkohl
- 100 g gemischtes Salatgrün.

Zubereitung:

1. Beginnen Sie damit, Ihre Küchenmaschine auf 175 Grad zu stellen und legen Sie dann ein paar Blätter auf eine Kochfolie. Schwenken Sie den Blumenkohl in dem Avocado-Öl und achten Sie darauf, dass er gleichmäßig beschichtet ist.

2. Kombinieren Sie in einem Behälter den gesamten Pfeffer, das Salz, das Knoblauchpulver, den gesunden Pilz und das Mandelmehl.

3. Streuen Sie die Panade über den Blumenkohl und schwenken Sie alles zusammen, um sicherzustellen, dass der Blumenkohl gut überzogen ist. Auf der Backpapier verteilen.

4. Etwa 30 bis 35 Minuten garen, entweder so oder bis den Grünkohl weich ist.

5. Während der Blumenkohl backt, Salz, Essig, Knoblauch, Habanero und Mango in den Mixer geben und mixen, bis alles gut vermischt ist.

6. Achten Sie darauf, Handschuhe zu tragen oder sich die Hände gründlich zu waschen, wenn Sie die Habanero anfassen.

7. Verteilen Sie den gemischten Salat zwischen den Mangoldblättern, geben Sie den Blumenkohl

darauf und beträufeln Sie ihn mit der Sauce. Alles wie einen Burrito einpacken und genießen.

Nährwerte: Kalorien: 270 Kohlenhydrate: 14 g Fett: 22 g Eiweiß: 6 g

11. Geschnittene Süßkartoffel mit Artischocken-Paprika-Aufstrich

Zubereitungszeit: 15 Minuten

Kochzeit: 45 Minuten

Portionen: 4

Zutaten:

- ¼ Teelöffel Pfeffer
- ½ Teelöffel Salz
- 6 Teelöffel Avocado-öl, geteilt
- geviertelte rote Paprika
- 2 ungeschälte Süßkartoffeln, der Länge nach in 4 Scheiben geschnitten
- 2 Zehen Knoblauch
- 260 g Artischockenherzen

Zubereitung:

1. Stellen Sie zunächst den Ofen auf 175 Grad. Legen Sie etwas Pergamentpapier auf ein Blech und legen Sie es zur Seite.

2. Legen Sie die Paprika und die Süßkartoffel auf das Blech und bestreichen Sie sie mit zwei Teelöffeln Avocado-Öl, einer Prise Pfeffer und einer Prise Salz. Backen Sie sie 30 Minuten lang. Wenden Sie sie und backen Sie weitere 15 Minuten.

3.   Geben Sie die geröstete rote Paprika zusammen mit dem Knoblauch, den Artischockenherzen, Pfeffer, Salz und dem restlichen Avocado-Öl in eine Küchenmaschine.

4.   Zerkleinern, bis alles gut vermischt, aber noch etwas dicht ist. Passen Sie die Gewürze nach Bedarf an. Die Süßkartoffelscheiben mit dem Aufstrich bestreichen und genießen.

Nährwerte: Kalorien: 670 Kohlenhydrate: 39 g Fett: 39 g Eiweiß: 43 g

DESSERTS

1. Limette im Kokosnuss-Chia-Pudding

Zubereitungszeit: 30 Minuten
Kochzeit: 0 Minuten
Portionen: 4

Zutaten:

- Schale und Saft von 1 Limette
- 410 ml Kokosnussmilch
- 1 bis 2 Datteln, oder 1 Esslöffel Kokosnuss- oder anderer Zucker, oder 1 Esslöffel Ahornsirup, oder 10 bis 15 Tropfen reine flüssige Stevia
- 2 Esslöffel Chiasamen, ganz oder gemahlen
- 2 Teelöffel Matcha-Grünteepulver (fakultativ)

Zubereitung:

1. Pürieren Sie alle Zutaten in einem Mixer, bis sie glatt sind. Innerhalb von 20 Minuten im Kühlschrank abkühlen lassen, dann garnieren und servieren.

2. Probieren Sie Blaubeeren, Brombeeren, geschnittene Erdbeeren, Kokosnuss-Schlagsahne oder geröstete ungesüßte Kokosnuss.

Nährwerte: Kalorien: 226 Fett: 20 g Kohlenhydrate: 13 g Eiweiß: 3 g

2. <u>Minze-schoko-Sorbet</u>

Zubereitungszeit: 5 Minuten
Kochzeit: 0 Minuten
Portionen: 1

Zutaten:

- 1 gefrorene Banane
- 1 Esslöffel Mandelbutter/Erdnussbutter, oder andere Nuss- oder Samenbutter
- 2 Esslöffel frische Minze, gehackt
- 60 ml oder weniger milchfreie Milch (nur bei Bedarf)
- 2 bis 3 Esslöffel milchfreie Schokoladenchips
- 2 bis 3 Esslöffel Gojibeeren (fakultativ)

Zubereitung:

1. Geben Sie die Banane, die Mandelbutter und die Minze in eine Küchenmaschine oder einen Mixer und pürieren Sie sie, bis sie glatt sind.

2. Fügen Sie bei Bedarf die milchfreie Milch hinzu, um das Pürieren fortzusetzen (aber nur bei Bedarf, da dies die Textur weniger fest macht).
3. Die Schokoladensplitter und Gojibeeren (falls verwendet) in die Mischung pürieren, sodass sie grob zerkleinert sind.

Nährwerte: Kalorien: 212 Fett: 10 g Kohlenhydrate: 31 g Eiweiß: 3 g

3. Pfirsich-Mango-Streusel

Zubereitungszeit: 15 Minuten
Kochzeit: 6 Minuten
Portionen: 4-6

Zutaten:

- 460 g gehackte frische oder gefrorene Pfirsiche
- 490 g gehackte frische oder gefrorene Mangos
- 4 Esslöffel nicht raffinierter Zucker oder reiner Ahornsirup, aufgeteilt
- 80 g glutenfreie Haferflocken
- 50 g Kokosnussraspeln, gesüßt oder ungesüßt
- 2 Esslöffel Kokosnussöl oder vegane Margarine

Zubereitung:

1. Mischen Sie die Pfirsiche, Mangos und 2 Esslöffel Zucker in einer runden Auflaufform (15 cm). In einer Küchenmaschine Haferflocken, Kokosnuss, Kokosnussöl und die restlichen 2 Esslöffel Zucker vermengen.

2. Mixen, bis alles gut vermischt ist. (Wenn Sie Ahornsirup verwenden, benötigen Sie weniger Kokosnussöl. Beginnen Sie nur mit dem Sirup und fügen Sie Öl hinzu, wenn die Mischung nicht zusammenhält). Streuen Sie die Hafermischung über die Fruchtmischung.

3. Decken Sie die Form mit Alufolie ab. Legen Sie einen Untersetzer auf den Boden des Kochtopfs Ihres elektrischen Schnellkochtopfs und gießen Sie ein oder zwei Tassen Wasser hinein.

4. Verwenden Sie eine Folienschlinge oder Silikon-Hilfsgriffe, um die Pfanne auf den Untersetzer zu senken. Erhöhen Sie den Druck für 6 Minuten.

5. Wählen Sie Hochdruck für 6 Minuten; lassen Sie dann den Druck schnell ab. Entriegeln Sie den Deckel und nehmen Sie ihn ab.

6. Lassen Sie die Form einige Minuten abkühlen, bevor Sie sie vorsichtig mit Ofenhandschuhen oder einer Zange herausheben. Portionen zum Servieren auslöffeln.

Nährwerte: Kalorien: 321 Fett: 18 g Eiweiß: 4 g Kohlenhydrate: 7 g

4. Scharfe Orangen- Cranberry- Häppchen

Zubereitungszeit: 25 Minuten
Kochzeit: 0 Minuten
Portionen: 12

Zutaten:

- 2 Esslöffel Mandelbutter, oder Cashew- oder Sonnenblumenkernbutter
- 2 Esslöffel Ahornsirup, oder brauner Reissirup
- 135 g gekochte Quinoa
- 35 g Sesamsamen, geröstet
- 1 Esslöffel Chiasamen
- ½ Teelöffel Mandel- oder Vanilleextrakt
- Schale von 1 Orange
- 1 Esslöffel getrocknete Cranberries
- 40 g gemahlene Mandeln

Zubereitung:

1. Mischen Sie in einer mittelgroßen Schüssel die Nuss- oder Samenbutter und den Sirup, bis sie glatt und cremig sind. Rühren Sie die restlichen Zutaten ein und stellen Sie sicher, dass die Konsistenz zu einer Kugel zusammenhält. Formen Sie die Mischung zu 12 Kugeln.

2. Legen Sie sie auf ein mit Pergament- oder Wachspapier ausgelegtes Backblech und stellen Sie sie zum Festwerden für etwa 15 Minuten in den Kühlschrank.

3. Wenn Ihre Kugeln nicht zusammenhalten, liegt das wahrscheinlich am Feuchtigkeitsgehalt Ihrer gekochten Quinoa. Fügen Sie mehr Nuss- oder Samenbutter, gemischt mit Sirup, hinzu, bis alles zusammenklebt.

Ernährung: Kalorien: 109 Fett: 7 g Kohlenhydrate: 11 g Eiweiß: 3 g

5. Mandel-dattel-Häppchen

Zubereitungszeit: 25 Minuten
Kochzeit: 0 Minuten
Portionen: 24

Zutaten:

- 170 g Datteln, entsteint
- 100 g ungesüßte Kokosnussraspeln
- 40 g Chiasamen
- 115 g gemahlene Mandeln
- 40 g milchfreie Schokoladenchips

Zubereitung:

1. Pürieren Sie alles in einer Küchenmaschine, bis es krümelig ist und zusammenklebt. Drücken Sie die Seiten nach unten, wann immer es nötig ist, um es zu mischen.
2. Die Mischung zu 24 Kugeln formen und diese auf ein mit Pergament- oder Wachspapier ausgelegtes Backblech legen. Etwa 15 Minuten im Kühlschrank fest werden lassen.

Nährwerte: Kalorien: 152 Fett: 11 g Kohlenhydrate: 13 g Eiweiß: 3 g

6. Kokosnuss- und Mandel-Trüffeln

Zubereitungszeit: 15 Minuten
Kochzeit: 0 Minuten
Portionen: 8

Zutaten:

- 175 g entsteinte Datteln
- 150 g Mandeln
- ½ Tasse gesüßtes Kakaopulver, und für die Beschichtung
- 50 g ungesüßte Kokosnussraspeln
- 60 ml reiner Ahornsirup
- 1 Teelöffel Vanilleextrakt
- 1 Teelöffel Mandelextrakt
- ¼ Teelöffel Meersalz

Zubereitung:

1. Kombinieren Sie alle Zutaten in der Schüssel einer Küchenmaschine und verarbeiten Sie sie, bis sie glatt sind. Die Mischung etwa 1 Stunde lang kühlen.

2. Den Teig zu Kugeln formen und in Kakaopulver wälzen, um sie zu überziehen. Sofort servieren oder bis zum Servieren kühl stellen.

Nährwerte: Kalorien: 74 Kohlenhydrate: 8g Fett: 4g Eiweiß: 1g

7. __Schokolade Makronen__

Zubereitungszeit: 15 Minuten
Kochzeit: 15 Minuten
Portionen: 8

Zutaten:

- 100 g ungesüßte Kokosnussraspeln
- 2 Esslöffel Kakaopulver
- 160 ml Kokosnussmilch
- 90 g Agave
- eine Prise Meersalz

Zubereitung:

1. Heizen Sie den Ofen auf 175°C vor. Legen Sie ein Backblech mit Pergamentpapier aus. In einem mittelgroßen Topf alle Zutaten bei mittlerer bis hohe Hitze kochen, bis ein fester Teig entstanden ist. Den Teig zu Kugeln formen und auf das Backblech legen.
2. 15 Minuten backen, aus dem Ofen nehmen und auf dem Backblech abkühlen lassen. Ausgekühlte Makronen servieren.

Nährwerte: Kalorien: 141 Kohlenhydrate: 1g Fett: 8g Eiweiß: 1g

8. **Schokolade Pudding**

Zubereitungszeit: 5 Minuten
Kochzeit: 0 Minuten
Portionen: 1

Zutaten:

- 1 Banane
- 2 bis 4 Esslöffel nicht-milchhaltige Milch
- 2 Esslöffel ungesüßtes Kakaopulver
- 2 Esslöffel Zucker (fakultativ)
- ½ reife Avocado oder 1 Tasse Seidentofu (fakultativ)

Zubereitung:

1. Geben Sie die Banane, die Milch, das Kakaopulver, den Zucker (falls verwendet) und die Avocado (falls verwendet) in einen kleinen Mixer. Pürieren, bis die Masse glatt ist. Alternativ können Sie die Banane in einer kleinen Schüssel sehr gut pürieren und die restlichen Zutaten unterrühren.

Nährwerte: Kalorien: 244 Eiweiß: 4g Fett: 3g Kohlenhydrate: 59g

9. **Limette und Wassermelone Granita**

Zubereitungszeit: 6 Stunden und 15 Minuten
Kochzeit: 0 Minuten
Portionen: 4

Zutaten:

- 1,2 kg kernlose Wassermelonenstückchen
- Saft von 2 Limetten, oder 2 Esslöffel zubereiteter Limettensaft
- 100 g Zucker
- Streifen von der Limettenschale, zum Garnieren

Zubereitung:

1. Die Wassermelone, den Limettensaft und den Zucker in einen Mixer oder eine Küchenmaschine geben und verarbeiten, bis sie glatt sind. Nach der Verarbeitung gut umrühren, um beide Chargen zu kombinieren.

2. Gießen Sie die Mischung in einer großen Glassteller. 2 bis 3 Stunden lang einfrieren. Nehmen Sie dann eine Gabel, um die oberste Eisschicht abzukratzen. Lassen Sie das rasierte Eis oben und stellen Sie es wieder in den Gefrierschrank.

3. Nach einer weiteren Stunde aus dem Gefrierschrank nehmen und den Vorgang wiederholen. Wiederholen Sie diesen Vorgang noch einige Male, bis das gesamte Eis abgeschabt ist. Servieren Sie das Eis gefroren und garnieren Sie es mit Streifen von Limettenschalen.

Nährwerte: Kalorien: 70 Kohlenhydrate: 18 g Fett: 0 g Eiweiß: 1 g

SCHLUSS

Wir hoffen, dass Sie nun verstehen, wie vorteilhaft eine pflanzliche Diät für Ihre Gesundheit sein kann. Wenn Sie immer noch zögern, ganz auf nicht-pflanzliche Lebensmittel zu verzichten, können Sie es auch schaffen. Das Wichtigste dabei ist, dass Sie pflanzliche Mahlzeiten zum zentralen Bestandteil Ihrer Ernährung machen, während Sie schrittweise zu einer rein pflanzlichen Lebensweise übergehen. Mit der Zeit werden Sie eine pflanzliche Diät genießen und nicht mehr diese fett-, zucker- und salzreichen Lebensmittel.

Sobald Sie sich an diese Ernährung gewöhnt haben, wird sich Ihre Gesundheit schneller verbessern. Sie werden in der Lage sein, längere Strecken zu gehen und weiter Sport zu treiben. Kleinere Mahlzeiten mit mehr Obst und Gemüse können helfen, das Gewicht auf natürliche Weise unter Kontrolle zu halten.

Eine relativ kohlenhydratreiche, fett- und eiweißarme Ernährung ist wichtig für Ihre Gesundheit. Es hilft, die Alterung Ihres Körpers zu verlangsamen. Um sich pflanzlich zu ernähren, müssen Sie bewusst aufhören, den ungesunden Essen zu essen, der die Regale in den Lebensmittelgeschäften säumt. Sie können Ihren Teller mit

Gemüsesuppen und -eintöpfen, Veggie-Sushi, Salaten, Nudeln und anderen pflanzlichen Gerichten füllen.

In diesem Kochbuch finden Sie 1001 Rezepte und einen Essensplan, der Ihnen den Einstieg erleichtert. Sie sind jedoch aufgefordert, mit dem zu experimentieren, was für Sie funktioniert oder was Sie sich mit diesen Rezepten ausdenken.

Es gibt so viele starke und überzeugende Gründe, eine positive Veränderung vorzunehmen und auf eine pflanzliche Ernährung umzusteigen. Es wird Ihre Lebensqualität verbessern, Ihnen mehr Energie und Vitalität geben, Ihnen helfen, unerwünschtes Körperfett zu verlieren, und es kann sogar Ihre Jahre auf diesem schönen Planeten verlängern. Als Bonus werden Sie durch diese Umstellung einen echten und bedeutenden Unterschied für die Zukunft unseres Planeten Erde machen. Durch die Beschaffung von Fleisch und anderen tierischen Produkten, den Transport von Ort zu Ort über kilometerlange Straßen und die Verarbeitung all dieser tierischen Produkte werden so viel Energie und fossile Brennstoffe verschwendet.

Dazu kommt noch, dass die Tiere extrem unmenschlich und grausam behandelt werden. Um Fleisch und tierische Produkte zu produzieren, um die enorme Nachfrage des Marktes zu befriedigen, stellen viele Hersteller den Komfort und die Lebensqualität der Tiere an letzter Stelle und legen keinen Wert darauf, sie human und ethisch zu behandeln.

Auch bei der Produktion und Verarbeitung von tierischen Produkten entsteht eine unvorstellbare Menge an Lebensmittelverschwendung. Außerordentliche Mengen an Energie und Ressourcen werden aufgewendet, und zu viel wird einfach weggeworfen. Wenn Sie auf eine pflanzliche Ernährung umsteigen, verringern Sie Ihren CO_2-Fußabdruck erheblich und sorgen dafür, dass weniger Tiere durch die Hand des Menschen leiden müssen. Und ist das nicht ein gutes Gefühl?

Das Beste von allem ist, dass Sie sich besser fühlen und länger leben werden, wenn Sie diese Art der Ernährung einmal ausprobieren. Essen Sie besser, und fühlen Sie sich besser. Für diejenigen, die eine Veranlagung für Herzkrankheiten, Diabetes und Krebs haben, wird die Umstellung auf eine pflanzliche Ernährung dazu beitragen, diese verheerenden Krankheiten bei Ihnen und Ihren Lieben zu verhindern.

Wir hoffen, dass Sie die Umstellung vornehmen und ein gesünderes, glücklicheres und längeres Leben annehmen werden. Durch die Umstellung auf eine rein pflanzliche Ernährungsweise werden Sie Ihren Teil dazu beitragen, den Planeten zu retten und sich selbst dabei viel glücklicher und gesünder zu machen.